47 Ricette Per Combattere La Febbre Comune:

Nutri Il Tuo Corpo Con I Nutrienti Giusti Per Permettergli Di Recuperare Dalla Febbre Comune Senza Ricorrere A Pillole E Farmaci

Di

Joe Correa CSN

COPYRIGHT

Questa pubblicazione è stata ideata per fornire Valori autorevoli ed accurate sull'argomento al quale è dedicata. E' messa in vendita con la piena consapevolezza che né l'autore, né l'editore intendono offrire consulenze di tipo medico. Se necessitate di consulenza sanitaria, consultate il vostro medico. Questo libro deve essere considerato come una guida e non deve essere usato in modo da recare danno, in qualsiasi modo, alla vostra salute. Consultate un medico prima di iniziare questo piano nutrizionale ed accertatevi che sia giusto per voi.

RINGRAZIAMENTI

Questo libro è dedicato a tutti i miei amici e famigliari che hanno avuto problemi di salute, sia leggeri che gravi, affinché possano trovare i rimedi giusti ed effettuare i necessari cambiamenti nella propria vita.

47 Ricette Per Combattere La Febbre Comune:

Nutri Il Tuo Corpo Con I Nutrienti Giusti Per Permettergli Di Recuperare Dalla Febbre Comune Senza Ricorrere A Pillole E Farmaci

Di

Joe Correa CSN

INDICE

SULL'AUTORE

Dopo anni di ricerca, sono sinceramente convinto degli effetti positivi che una corretta alimentazione può avere sul corpo e sulla mente. La mia formazione e la mia esperienza mi hanno aiutato a vivere in maniera più sana nel corso degli anni, e quello che ho imparato l'ho condiviso con la mia famiglia e con gli amici. Quanto più sarete informati sui benefici dell'alimentarsi e del bere in maniera sana, tanto più sarete invogliati a cambiare la vostra vita e le vostre abitudini alimentari.

L'alimentazione è una parte fondamentale per raggiungere l'obiettivo di una vita sana e longeva, perciò iniziate da subito. Il primo passo è il più importante ed il più significativo.

INTRODUZIONE

47 Ricette Per Combattere La Febbre Comune: Nutri Il Tuo Corpo Con I Nutrienti Giusti Per Permettergli Di Recuperare Dalla Febbre Comune Senza Ricorrere A Pillole E Farmaci

Di Joe Correa CSN

La febbre fa parte della nostra vita. Ce l'abbiamo tutti. Generalmente arriva nei lunghi inverni, quando ci alimentiamo in maniera povera e i virus ci girano attorno. Tutti noi abbiamo bisogno di mangiare in maniera sana. E' stato detto, scritto e discusso molto sulla possibilità di cambiare la nostra dieta per preservare la salute e abbassare l'incidenza degli stati febbrili. Non ci sono dubbi che il tipo di alimentazione della gente di oggi, i cui maggiori componenti sono lo zucchero ed il cosiddetto "junk food" non favorisce un buono stato di salute, perciò, la necessità di cambiare è ovvia.

C'è una forte correlazione tra la nostra dieta occidentale e la vulnerabilità nei confronti degli stati febbrili comuni. Nell'ultimo secolo le pratiche dell'industria alimentare sono cambiate tanto che ogni siamo sempre più esposti ai cibi non salutari, senza nemmeno averne coscienza e consapevolezza.

Piuttosto che fare piccole variazioni nella vostra dieta per cercare di tenervi in forma, è meglio che iniziate a prepararvi da soli dei cibi sani. Uno dei modi migliori per iniziare a fare ciò è quello di utilizzare le mie ricette basate su cibi VERI e grassi sani, che vi aiuteranno a diminuire l'incidenza di febbre. Questo libro è tutto incentrato sul tema di una alimentazione sana e naturale. La frutta si può mangiare cruda, mentre le verdure sono perfette se cotte al vapore o bollite, o semplicemente tagliate a pezzetti con il coltello e mangiate così come sono. Se non avete problemi a mangiare verdura cruda, questo è il modo migliore.

Fate che questo libro vi serva come guida per prevenire e combattere le febbri comuni e a migliorare la vostra salute generale con una dieta più consapevole. Le ricette che troverete in questo libro non vi aiuteranno solo con le febbri leggere, ma anche ad aumentare la vostra immunità e a liberarvi da questi sintomi tipicamente invernali.

Rimanete in salute e dimenticate quelle antipatiche febbri!

47 RICETTE PER COMBATTERE LA FEBBRE COMUNE: NUTRI IL TUO CORPO CON I NUTRIENTI GIUSTI PER PERMETTERGLI DI RECUPERARE DALLA FEBBRE COMUNE SENZA RICORRERE A PILLOLE E FARMACI

1. Pasta italiana

Ingredienti:

2 tazze di pasta di grano saraceno

1 tazza di ricotta

1 tazza di peperoni rossi, tritati

1 cucchiaio di parmigiano

4 cucchiai di yogurt greco

Preparazione:

Utilizzare le indicazioni sulla confezione per bollire la pasta. Colare bene e lasciare riposare.

Nel frattempo, unire i peperoni rossi, il formaggio parmigiano e lo yogurt greco in una casseruola. Lasciar sciogliere a una temperatura media e aggiungere la ricotta. Soffriggere per 5 minuti.

Versare la salsa di gamberetti sulla pasta e servire caldo.

Valori nutritivi per porzione: Kcal: 242 Proteine: 13.4g, Carboidrati: 31.4g, Grassi: 7.1g

2.   Patate e formaggio

Ingredienti:

3 patate dolci medie

½ tazza di ricotta

¼ di tazza di formaggio cheddar

¼ di tazza di passata di pomodoro biologico

¼ di tazza di prezzemolo, tritato

Preparazione:

Riscaldare il forno a 175 gradi. Lavare e sbucciare le patate. Tagliare ogni patata in 2 fette e cuocere per 30 minuti. Togliere dal forno.

Unire la ricotta ed il formaggio cheddar in una ciotola e distribuire sulle fette di patate. Far sciogliere un po' i formaggi, coprire con passata di pomodoro ed il prezzemolo tritato. Servire subito.

Valori nutritivi per Porzione: Kcal: 220 Proteine: 4.2g, Carboidrati: 40.4g, Grassi: 4.7g

3.   Funghi imbottiti

Ingredienti:

1 patata dolce

1 tazza di champignons freschi

1 tazza di ricotta

3 albumi

¾ tazza di semi di chia

¾ di tazza di riso a grani lunghi

1 cucchiaino di dragoncello

1 cucchiaino di prezzemolo

1 cucchiaino di aglio in polvere

1 tazza di spinaci tritati

Preparazione:

Versare 1 tazza di acqua in un pentolino. Portare a ebollizione e cuocere il riso fino a quando è leggermente ammorbidito. Questo dovrebbe richiedere circa 10 minuti. Allo stesso tempo, cuocere i semi di chia in una pentola a parte fino a che sono morbidi. Tritare finemente i funghi. Lavare accuratamente gli spinaci. Mescolare tutti gli ingredienti insieme in una grande ciotola. Mettete la ciotola in frigo a raffreddare da 15 a 30 minuti. Togliere la miscela dal frigo e formare le polpette. Assicurarsi che le superfici di cottura vengono pulite e ingrassate prima di aggiungere i tortini, per evitare che si attacchino. Friggere ogni pezzo ad una temperatura media per circa 5 minuti su entrambi i lati.

Valori nutritivi per Porzione: Kcal: 300 Proteine: 10g, carboidrati: 51.4g, Grassi: 6.1g

4. Fagioli barbecue

Ingredienti:

2 tazze di riso, lavato e risciacquato

5 tazze di acqua

½ tazza di yogurt senza grassi

½ tazza di yogurt greco

2 cucchiai di zucchero di canna

1 cucchiaio di aceto

1 cucchiaino di senape

1 cucchiaino di salsa Worcestershire

2 cucchiaini di salsa di pomodoro

1 piccola cipolla tritata

Preparazione:

Riscaldare il forno a 174 gradi. Versare il riso nell'acqua e portarlo ad ebollizione. Lasciar bollire per 15 minuti, o fino a cottura. Aggiungere tutti gli ingredienti nel riso bollito e tenero e mescolare per amalgamare bene. Versare il riso in un una teglia e cuocere per 45 minuti. Guarnire con yogurt greco.

Valori nutritivi per Porzione: Kcal: 110 Proteine: 4,3G, Carboidrati: 15.6g, Grassi: 2

5.   Pasta di grano saraceno con mozzarella

Ingredienti:

1 piccola confezione di pasta di grano saraceno

½ tazza di semi di chia in polvere

1 piccolo barattolo di salsa di pomodoro senza zucchero

1 piccola mozzarella

1 cucchiaino di rosmarino

olio d'oliva

sale

Preparazione:

Utilizzare le istruzioni sul pacchetto per la cottura della pasta. Lavare e colare. Tritare la mozzarella a pezzetti e mescolarla con la salsa di pomodoro. Aggiungere a questa miscela i semi di chia in polvere. Far cuocere questo sugo per circa 10 minuti, mescolando continuamente. Aggiungere il rosmarino, l'olio d'oliva ed il sale. Cuocere per altri 4-5 minuti e versare sulla pasta.

Valori nutritivi per Porzione: Kcal: 220 Proteine: 8g, Carboidrati: 52.3g, Grassi: 2,4 g

6.   Mix di riso e funghi

Ingredienti:

2 tazze di funghi champignon, affettati

1 tazza di riso cotto

½ tazza di cipolle, tritate

1 cucchiaio di sedano fresco tritato

¼ di tazza di aceto di mele

4 cucchiai di sale marino

5 cucchiai di olio extravergine d'oliva

1/3 tazza di mandorle tostate

1/3 tazza di fichi secchi tagliati

Preparazione:

In una ciotola di medie dimensioni, unire le cipolle con l'aceto di mele e lasciar riposare per circa 10-15 minuti. Aggiungere il sale e 2 cucchiai di olio d'oliva.

Nel frattempo, scaldare l'olio d'oliva in una grande casseruola e aggiungere i funghi. Far cuocere per qualche minuto, mescolando continuamente. Togliere dal fuoco quando i funghi rilasciano la loro acqua. Aggiungere il riso, il sedano, i fichi e le mandorle al tegame. Mescolare bene con i funghi. Friggere per diversi minuti e togliere dal fuoco.

Versarvi sopra la marinata di cipolla e servire.

Valori nutritivi per Porzione: Kcal: 260 Proteine: 6,4 g, carboidrati: 47.5g, Grassi: 1g

7.   Semi di Chia con curry & lime fresco

Ingredienti:

3 cucchiaini di olio vegetale

2 cucchiai di zenzero, fresco grattugiato

2 spicchi d'aglio, tritati

3 carote, tritate

1 grossa patata dolce, tritata

1 piccola cipolla, tritata

1 tazza di semi di chia secchi

4 tazze di brodo vegetale

1 cucchiaino di curry in polvere

¾ cucchiaino di sale

¼ cucchiaino di pepe

spicchi di lime per guarnire

Preparazione:

Scaldare l'olio in grande casseruola a fuoco medio. Aggiungere lo zenzero, l'aglio, le carote tritate, le patate e le cipolle. Soffriggere finché le verdure diventano morbide. Aggiungere i semi di chia, il brodo e i condimenti, mescolando bene pur aumentando il fuoco a temperatura medio alta fino a quando la miscela arriva a bollore. Coprire e abbassare il fuoco e fate andare per 15 / 20 minuti, mescolando di tanto in tanto, fino a quando i semi sono tenere e la maggior parte del liquido è assorbito. Servire con spicchi di lime fresco.

Valori nutritivi per Porzione: Kcal: 318 Proteine: 32.5g, Carboidrati: 14g, Grassi: 18.4

8.   Piatto colorato

Ingredienti:

1 tazza di peperoni rossi tritati

4 uova

1 cucchiaio di noce di macadamia tritata

1 pomodoro piccolo

1 cucchiaio di olio d'oliva

1 cucchiaino di aceto

sale quanto basta

Preparazione:

Far bollire le uova per circa 10 minuti. Toglierle dall'acqua e lasciarle raffreddare. Sbucciarle e tagliare a cubetti. Mescolare con gli altri ingredienti e condire con olio d'oliva, aceto e sale. Tenere in frigo per 20 minuti prima di servire.

Valori nutritivi per Porzione: Kcal: 327 Proteine: 23.5g, Carboidrati: 8,7 g, Grassi: 23.5g

9. Ricotta con uova

Ingredienti:

2 tazze di ricotta

2 cucchiai di crema magra

3 uova sode

1 tazza di lattuga tritata

1 tazza di cetriolo tritato

1 cucchiaino di menta

1 cucchiaio di olio di mandorle

sale quanto basta

Preparazione:

Schiacciare l'uovo e mescolarlo con il formaggio e la panna fino ad ottenere un impasto omogeneo. È possibile utilizzare un miscelatore elettrico. Unire questa miscela alla lattuga tritata e ai cetrioli, condire con olio e sale. Cospargere con un po' di menta. Servire freddo.

Valori nutritivi per Porzione: Kcal: 84 Proteine: 12.6g, carboidrati: 3.7g, Grassi: 1,2 g

10. Pane alle noci

Ingredienti:

1 cucchiaio di miele

½ tazza di noci tritate

2 tazze di farina di mandorle

1 cucchiaio di estratto di vaniglia

3 uova di grandi dimensioni

5 albumi

½ cucchiaino di sale marino

1 cucchiaino di bicarbonato di sodio

2 cucchiai di olio di cocco

Preparazione:

Mettere l'estratto di miele, le uova, l'albume d'uovo, le noci e la vaniglia in un frullatore e mescolare bene per 40 secondi.

Versare il composto in una ciotola e aggiungere la farina, il bicarbonato e il sale. Mescolare bene con una forchetta o meglio ancora con un frullatore per ottenere un impasto liscio.

Versare l'olio di cocco su una teglia da forno. Riscaldare il forno a 125 gradi. Ci vogliono circa 40 minuti perché l'impasto cresca. Quando lo fa, toglierlo dal forno e lasciar riposare per almeno 2 ore prima di mangiare.

Questo pane è ricco di proteine e molto buono come alternativa al pane normale.

Valori nutritivi per porzione: Kcal: 155 Proteine: 9.6g, Carboidrati: 26.2g, Grassi: 2.2g

11. Uova ai peperoni verdi

2 uova intere

2 albumi

2 piccoli peperoni verdi, tagliati

¼ cucchiaino di pepe rosso

¼ di cucchiaino di sale marino

1 cucchiaio di olio d'oliva

Preparazione:

Sbattere le uova e gli albumi con una forchetta. Condire le uova con pepe rosso e sale marino.

Far scaldare l'olio d'oliva a fuoco medio-alto e friggere i peperoni verdi tagliati per circa 10 minuti. Aggiungere le uova, mescolate bene e far rosolare per altri 3 minuti. Togliere dal fuoco e servire.

Valori nutritivi per Porzione: Kcal: 165 Proteine: 13.4g, Carboidrati: 2,5 g, Grassi: 11.9g

12. Insalata greca alle mandorle

Ingredienti:

4 uova sode,

½ tazza di mandorle grattugiate

1 grande cetriolo, tagliato a cubetti

1 tazza di pomodorini

1 tazza di yogurt greco

1 cucchiaio di succo di limone

1 cucchiaio di olio di lino

sale quanto basta

Preparazione:

Sbattere le uova con una forchetta in una ciotola capiente. Versare lo yogurt greco e mescolare bene. Aggiungere i cetrioli ed i pomodorini e lasciare in frigo per almeno 30 minuti. Togliere dal frigo, aggiungere le mandorle grattugiate e condire con succo di limone, olio di semi di lino e sale.

Valori nutritivi per Porzione: Kcal: 460 Proteine: 15.4g, Carboidrati: 40.2g, Grassi: 31g

13.   Mix di limone e formaggio

Ingredienti:

1 tazza di lattuga tritata

1 tazza di ricotta

¼ di tazza di succo di limone

1 cucchiaino di aglio macinato

sale quanto basta

Preparazione:

Unire gli ingredienti in una ciotola capiente. Tenere in frigo per almeno 30 minuti. È possibile aggiungere un po' di pepe, se lo si desidera.

Valori nutritivi per Porzione: Kcal: 92 Proteine: 5g, carboidrati: 11.1g, Grassi: 3.2g

14.   Riso all'avocado

Ingredienti:

1 tazza di gorgonzola

1 avocado medio, maturo

1 tazza e ½ di riso cotto

2 uova

1 cucchiaio di miele

2 cucchiaini di olio d'oliva

¼ cucchiaino di pepe rosso

1 cucchiaio di aceto di vino rosso

2 cucchiai di semi di sesamo

1 tazza di fagioli rossi

Preparazione:

Fare scaldare l'olio in una grande casseruola ad una temperatura media. Aggiungere il miele e mescolare bene fino a quando non si scioglie. A questo punto aggiungere il gorgonzola e soffriggere bene per pochi minuti su ogni lato. Condire con pepe e togliere dal tegame. Utilizzare la stessa pentola per friggere le uova per circa 2 minuti. Trasferire in un piatto e tagliare a striscioline.

In una piccola ciotola, unire il riso con l'aceto di vino rosso ed i fagioli rossi. Coprire con strisce di uova, i gamberi e le fette di avocado.

Valori nutritivi per Porzione: Kcal: 330 Proteine: 6,9 g, carboidrati: 34.7g, Grassi: 21.4g

15.   Melanzane all'arancia

Ingredienti:

2 melanzane, tagliate a metà

½ tazza di brodo vegetale

2 cucchiai di prezzemolo secco, tritato

2 cucchiai di noci, tritate

½ bicchiere di succo d'arancia fresco

¼ cucchiaino di scorza d'arancia

2 cucchiaini di farina di riso

½ cucchiaino di sale marino

¼ cucchiaino di pepe nero

2 cucchiai di olio d'oliva

1 cipolla media tritata

1 tazza di riso, cotto

Preparazione:

Unire il prezzemolo, le noci e la scorza d'arancia in una ciotola. Lavare e asciugare le due metà di melanzane. Spolverare con la farina, sale e pepe.

Utilizzare una pentola per riscaldare l'olio d'oliva a media temperatura. Aggiungere la cipolla tritata e friggere per circa 3-4 minuti. Mescolare bene e aggiungere le melanzane. Friggere fino a doratura.

Ora versare il brodo vegetale ed il succo d'arancia sopra le melanzane. Coprire e far cuocere per circa 15 minuti ad una temperatura molto bassa. Versare la miscela di prezzemolo e togliere dal fuoco. Servire calde.

Valori nutritivi per Porzione: Kcal: 430 Proteine: 14.4g, Carboidrati: 63g, Grassi: 14.7g

16.   Pizza agli spinaci

Ingredienti:

1 base media di pizza

¼ di tazza di salsa di pomodoro

½ tazza di spinaci tritati

½ cipolla piccola, tritata

1 tazza di ricotta

½ tazza di champignon, affettati

¼ di tazza di ricotta, scremato

2 cucchiai di parmigiano grattugiato

1 cucchiaio di olio d'oliva

Preparazione:

Riscaldare il forno a 175 gradi. Posare la base di pizza su una teglia. Stendervi sopra la salsa. A questo punto aggiungere gli spinaci e le cipolle. Cospargere con ricotta e funghi e fare un ultimo strato con ricotta e parmigiano. Condire con poco l'olio d'oliva.

Cuocere per circa 10 minuti, tagliare e servire.

Valori nutritivi per Porzione: Kcal: 310 Proteine: 12.4g, Carboidrati: 42g, Grassi: 10.8g

17.   Pasta ai broccoli e ricotta

Ingredienti:

1 tazza di pasta integrale, senza glutine

1 tazza di broccoli cotti

¼ di tazza di ricotta scremata

1 tazza di salsicce magre tritate

2 cucchiai di parmigiano grattugiato

¼ di cucchiaino di sale

2 cucchiai di olio d'oliva

1 piccola cipolla, affettata

1 spicchio d'aglio, macinato

1/2 cipolla media rossa, tagliata a fette sottili

1 spicchio d'aglio, affettato

Un pizzico di peperoncino schiacciato

2 cucchiai di concentrato di pomodoro

Preparazione:

Versare 3 tazze di acqua in una pentola capiente. Portare ad ebollizione e aggiungere i broccoli. Cuocere per circa 10 minuti a fuoco lento. Togliere dall'acqua e lasciarla raffreddare. Tagliare in piccole parti.

A questo punto aggiungere la pasta nella stessa pentola e utilizzare un pacchetto di istruzioni per cucinare.

Nel frattempo, scaldare l'olio in una grande casseruola, ad una temperatura media. Aggiungere le salsicce tagliate, le fette di cipolla, l'aglio ed il peperoncino. Far cuocere per circa 8 minuti, mescolando di tanto in tanto. Aggiungere i broccoli cotti e mescolare bene finché sono teneri. Versare la salsa di pomodoro e cuocere per un altro minuto.

Ridurre il calore al minimo e aggiungere la pasta. Aggiungere l'acqua se la miscela sembra asciutta. Aggiungere la ricotta scremata ed il parmigiano. Servire caldo.

Valori nutritivi per porzione: Kcal: 536 Proteine: 30.6g, Carboidrati: 74.2g, Grassi: 13.5g

18. Frittata con feta

Ingredienti:

2 tazze di cavolo tritato

3 cucchiai di olio d'oliva

1 melanzana media, affettata

1 piccola cipolla, pelata e affettata

6 uova, leggermente sbattute

½ tazza di formaggio feta

¼ di cucchiaino di sale

Preparazione:

Far bollire il cavolo per circa 5 minuti. Colare e spremere quanto più liquido possibile. Tagliate grossolanamente.

Far scaldare l'olio in una grande casseruola. Friggere le fette di melanzana per circa 3 minuti, mescolando spesso. Aggiungere le cipolle e friggere per altri 2-3 minuti. Aggiungere il cavolo e mescolare bene. Aggiustare di sale. Versare sopra le uova sbattute, mescolare con una forchetta e togliere dal fuoco dopo circa un minuto.

Sbriciolarvi sopra il formaggio feta e servire caldo.

Valori nutritivi per porzione: Kcal: 207 Proteine: 12.6g, Carboidrati: 3.4g, Grassi: 16.4g

19. Quiche senza crosta

Ingredienti:

1 piccola cipolla, tritata

4 uova

1 cucchiaio di prezzemolo secco, tritato

¼ di tazza di farina di riso

1 cucchiaio di burro di mandorle

2 tazze di latte scremato

½ cucchiaino di sale

¼ cucchiaino di pepe

Preparazione:

In una grande ciotola, sbattere le uova ed il latte. Aggiungere la farina di riso ed il burro. Mescolare bene con un miscelatore elettrico. Aggiungere gli altri ingredienti e versare il composto in una teglia da forno.

Riscaldare il forno a 150 gradi e cuocere per circa 30 minuti.

Valori nutritivi per porzione: Kcal: 250 Proteine: 6g, carboidrati: 4g, Grassi: 22g

20. Insalata di verdure miste

Ingredienti:

1 pomodoro medio

1 cipolla media

1 tazza di lattuga tritata

1 tazza di spinaci tritati

½ tazza di rucola tritata

1 piccolo peperone rosso

½ tazza di cavolo grattugiato

1 tazza di ricotta

2 cucchiai di olio di girasole

1 cucchiaio di aceto di mele

sale quanto basta

Preparazione:

Questa ricetta è molto facile da preparare, ci vogliono circa 10 minuti. Tutto ciò che c'è fare è combinare le verdure in una grande ciotola e mescolare bene. Condire con olio e aceto. Aggiustare di sale.

Valori nutritivi per porzione: Kcal: 82 Proteine: 5,3 g, carboidrati: 17.3g, Grassi: 0,9 g

21.   Pane ai semi di chia

Ingredienti:

3 tazze di farina di grano saraceno

½ tazza di purea di zucca in scatola

1 tazza di semi di chia tritati

acqua calda

sale

½ confezione di lievito secco

Preparazione:

Mescolare la farina, la purea di zucca in scatola ed semi di chia con sale e lievito. Aggiungere acqua calda e mescolare fino ad ottenere un impasto liscio. Lasciar riposare in un luogo caldo per circa 30-40 minuti. Cospargere con acqua fredda e cuocere in forno preriscaldato, a 175 gradi per circa 40 minuti, fino a quando il colore si fa dorato. Togliere dal forno, coprire con un tovagliolo da cucina e lasciarlo raffreddare.

Valori nutritivi per porzione: Kcal: 242 Proteine: 13.4g, Carboidrati: 31.4g, Grassi: 7.1g

22.   Insalata alle mele

Ingredienti:

1 grande mela

1 tazza di spinaci tritati

1/2 tazza di panna

1 cucchiaio di succo di mela

½ tazza di pomodorini

1 cucchiaino di aceto di mele

Preparazione:

Lavare e sbucciare la mela. Tagliare a fettine sottili. Utilizzare una grande ciotola per combinare la mela con altri ingredienti. Condire con aceto di mele e servire freddo.

Valori nutritivi per porzione: Kcal: 242 Proteine: 2.2g, Carboidrati: 15.3g, Grassi: 21g

23.   Omelette al formaggio Stilton

Ingredienti:

½ tazza di purea di prugne

1 tazza di foglie di spinaci, tritate

1 cucchiaio di cipolla in polvere

¼ cucchiaino di paprika

¼ di cucchiaino di sale marino

½ tazza di formaggio Stilton

1 cucchiaio di olio di lino

latte, opzionale

Preparazione:

Unire la purea di prugne con foglie di spinaci e formaggio. Sbattere bene con una forchetta. Condire con cipolla in polvere, peperoncino e sale marino.

Se il composto è troppo denso, si può aggiungere un po' di latte.

Fate scaldare l'olio d'oliva a fuoco medio. Aggiungere il composto di uova e friggere per 2-3 minuti.

Stendere il composto sopra una teglia da forno e cuocere per altri 15-20 minuti a 100 gradi.

Valori nutritivi per porzione: Kcal: 120 Proteine: 9.5g, carboidrati: 6g, Grassi: 9g

24.　Involtini

Ingredienti:

1 tazza di farina di riso

3 tazze di farina di grano saraceno

¼ tazza di burro fuso

1 tazza e mezza di acqua calda

1 cucchiaio di sale

2 cucchiai di zucchero

2 cucchiai di olio d'oliva

1 cucchiaio di lievito secco attivo

Preparazione:

Oliare leggermente una pentola o ciotola e metterla da parte. In un'altra ciotola, mescolare la farina di riso, l'acqua, il lievito, il sale, lo zucchero e l'olio e mescolare completamente.

Aggiungere la farina di grano saraceno al composto, ½ tazza alla volta, fino a quando la pasta è elastica e abbastanza morbida per impastare. Rivestire il piano di lavoro, o qualsiasi superficie pulita, con della farina e impastarvi sopra la pasta. Poi coprire l'impasto e lasciarlo a temperatura ambiente a riposare.

Fatto questo, tagliare la pasta, e farne dei rotoli, aggiungendo una piccola quantità di farina. Mettere questi rotoli sul piatto preparato inizialmente, e metterli in forno già caldo (180 gradi). Cuocere per 15 minuti, pennellare i rulli con e lasciarli cuocere per altri 5 minuti. Con questa ricetta si otterranno circa 15 porzioni.

Valori nutritivi per porzione: Kcal: 339 Proteine: 25g, carboidrati: 28.4g, Grassi: 7.1g

25. Torta alle carote

Ingredienti:

1 tazza e mezza di farina di tapioca

2 tazze di farina di riso

2 cucchiaini di vaniglia

3 uova

2 tazze di zucchero

1 tazza e mezza di olio vegetale

2 tazze di carote crude grattugiate

½ cucchiaino di sale

1 cucchiaino di lievito secco attivo

3 cucchiaini di cannella

1 tazza di noci tritate

1 tazza di ananas schiacciato e colato

Preparazione:

Prendere una ciotola e mettervi la farina di tapioca. Aggiungere la vaniglia, le uova, lo zucchero e l'olio, mescolandoli bene. Aggiungere le carote, l'ananas e le noci alla miscela e mescolare. Unire il lievito, la cannella, il sale e di riso in una ciotola a parte e mescolare per formare un impasto. Successivamente, unire tutti gli ingredienti, mescolando gli ingredienti umidi e secchi.

Riscaldare il forno a 175 gradi. Prendere una teglia e cospargere la farina sul fondo. Stendere la pasta sulla teglia e metterla in forno. Cuocere in forno per 45 minuti. Raffreddare la torta prima di aggiungere qualsiasi glassa si preferisca.

Valori nutritivi per porzione: Kcal: 326 Proteine: 3.4g, Carboidrati: 42.4g, Grassi: 17.1g

26. Biscotti pepati

Ingredienti:

1 cucchiaino di sale

1 cucchiaio di zucchero

1 ½ tazza di farina di tapioca

1 cucchiaino di lievito secco attivo

1 tazza di latte 1

1 tazza di farina di grano saraceno

Preparazione:

Utilizzare un frullatore per mescolare gli ingredienti. Una volta miscelati, impastare la miscela. Stenderla in piano e lasciare un certo spessore. Tagliare la pasta a metà e porre disporre metà sopra l'altra. Tirare ancora la pasta, ripetendo il processo 8 volte.

Utilizzare delle formine per tagliare i biscotti e disporli su una teglia. Non ingrassare la teglia. Spennellate gli stampini per biscotti con dell'olio e cuocerli per 30 minuti. Per una rapida cottura, impostare il calore a 225 gradi e cuocere per circa 12 minuti. Oppure, si può cuocere per

30 minuti a 170 gradi. Questa ricetta permette di preparare 8 biscotti alla volta.

Valori nutritivi per porzione: Kcal: 115 Proteine: 20g, carboidrati: 2g, Grassi: 4g

27. Patatine di cavoletti di Bruxelles

Ingredienti:

1 chilo di cavoletti di Bruxelles (puliti e lavati)

3 cucchiaini di miele

1 cucchiaino di salsa di pomodoro

2 cucchiai di ghi (in alternativa si può usare burro di mandorle)

½ cucchiaino di pasta di peperoncino (dolce)

½ cucchiaino di succo di limone

¼ di cucchiaino di olio di sesamo

1 cucchiaino di semi di sesamo

sale e pepe quanto basta

Preparazione:

Impostare il forno per riscaldare a 175 gradi. Coprire due teglie con carta da forno e mettere da parte. Tagliare il fondo dei cavoletti di Bruxelles e staccare tutte le foglie fino a raggiungere il cuore. Mettere il cuore da parte. Prendete una ciotola e unire il miele, la pasta di peperoncino, la salsa di pomodoro, l'olio di sesamo, il succo di limone ed i semi di sesamo con l'aiuto di una frusta per amalgamare bene e mettere da parte.

Mettere tutte le foglie dei cavoletti di Bruxelles, in una grande ciotola e coprirli con un po' di ghi, aggiungere sale e pepe fino a quando non sono ricoperte. Prendere le teglie e disporvi le foglie, facendo attenzione a separare le foglie in modo uniforme sui fogli. Mettere nel forno e lasciarli cuocere da 8 a 10 minuti o fino a quando iniziano a colorarsi. Lasciar raffreddare leggermente prima di servire.

Valori nutritivi per porzione: Kcal: 160 Proteine: 7.6g, Carboidrati: 12.3g, Grassi: 4g

28.   Funghi ripieni

16 funghi champignon, grandi, puliti, tolti gli steli

Gli steli dei funghi tritati finemente

2 spicchi d'aglio, tritati finemente

3 cucchiai di olio d'oliva

2 scalogni interi, tritati finemente

1 paprika dolce

sale quanto basta

pepe quanto basta

Preparazione:

Impostare il forno e riscaldare a 175 gradi. Coprire due teglie con carta da forno e mettere da parte. Prendere una grande casseruola e scaldare un po' di olio d'oliva a fuoco medio.

Aggiungere lo scalogno e far rosolare per 2 o 3 minuti o fino a quando inizia ad ammorbidirsi e a diventare trasparente. Aggiungere l'aglio ed i gambi dei funghi e far rosolare per 4 o 5 minuti. Condire con sale, pepe e paprika e mettere da parte.

Prendere le coppe dei funghi e spennellarle con l'olio d'oliva. Capovolgerle per farle apparire come ciotole e riempirle con il ripieno all'aglio al loro interno. Riempire tutti i funghi e metterli sulla teglia.

Delicatamente, far scorrere la teglia nel forno, per evitare che i funghi cadano. Lasciateli cuocere in forno per 10 o15 minuti o fino a quando i funghi vi sembrano cotti. Lasciarli raffreddare leggermente prima di servire.

Valori nutritivi per porzione: Kcal: 282 Proteine: 11.7g, Carboidrati: 26.4g, Grassi: 14.7g

29. Contorno curry e noce di cocco

Ingredienti:

2 tazze di purea di zucca

1 tazza di brodo vegetale

1 tazza di latte di cocco

½ cucchiaio di curry in polvere

¼ cucchiaino di curcuma a terra

2 cucchiaini di marsala

Sale e pepe a piacere

1 cucchiaino di aglio tritato

½ cipolla, affettata

3 carote, affettate

1 patata dolce media, pelata e affettata

Preparazione:

Mettere la fetta di patata dolce, il latte di cocco, la purea di zucca, il brodo, il curry, il resto dei condimenti e gli altri ingredienti in una pentola di medie dimensioni e mescolare bene. Cuocere per circa 30 minuti a bassa temperatura. Servire con riso senza glutine o spaghetti.

Valori nutritivi per porzione: Kcal: 401 Proteine: 3.4g, carboidrati: 32.5g, Grassi: 28.

30. Uova sode e prosciutto in funghi Portobello

Ingredienti:

6 cappelle di funghi (Portobello, puliti, senza gambo, con le lamelle raschiate)

6 strisce di prosciutto

6 uova

1 cucchiaino di prezzemolo fresco tritato

3 cucchiai di olio d'oliva

Sale e pepe a piacere

Preparazione:

Le cappelle dei funghi devono essere pulite e tagliate a forma di ciotole. Prendere le coppe e pennellare un po' di olio d'oliva sulla parte esterna per facilitare la cottura in modo che i funghi non si attacchino alla teglia da forno.

Foderare una teglia con carta da forno prima di disporvi le coppette di funghi. Prendere una fetta di prosciutto e disporla all'interno delle coppette. Assicurarsi che le fette si adattino perfettamente all'interno dei funghi.

Una volta che farcite tutte le coppette dei funghi il con prosciutto, mettere da parte. Rompere un uovo in una piccola ciotola e, con attenzione, far scorrere l'uovo all'interno del prosciutto che riveste la coppetta a fungo. Questo passaggio potrebbe richiedere un certo tempo dal momento che il tuorlo d'uovo può uscire dal fungo.

Una volta che tutte le uova sono nelle coppette dei funghi, condire con sale, prezzemolo e pepe. Fate attenzione al sale, il prosciutto è già una carne piuttosto salata, quindi l'aggiunta di sale potrebbe essere eccessiva in questo piatto.

Una volta che condito tutto, far scorrere la teglia con estrema attenzione nel forno, per evitare che i funghi si ribaltino. Una volta in forno, lasciar cuocere per 30 minuti o fino a cottura ultimata

Lasciateli raffreddare un po' prima di estrarli dal forno.

Valori nutritivi per porzione: Kcal: 126 Proteine: 12.6g, Carboidrati: 1,2 g, Grassi: 8.1g

31.   Super mix alimentare

Ingredienti:

2 tazze di mandorle

1 tazza di semi di zucca

1 tazza di semi di girasole

1 tazza di noci di cocco a scaglie

¼ di tazza di semi di Chia

1 cucchiaio di vaniglia,

1 ½ cucchiaio di scorza d'arancia

½ tazza di sciroppo d'acero

¼ di tazza di olio d'oliva

¼ di tazza di burro di mele

1 tazza di albicocche, essiccate e tritate

Preparazione:

Riscaldate il forno a 135 gradi. Frullare le mandorle fino a sbriciolarle. Prendere una ciotola ed aggiungere le mandorle, i semi di zucca, i semi di girasole, i semi di chia, i fiocchi di cocco, la scorza di arancia, lo sciroppo d'acero, l'olio d'oliva ed il burro di mele.

Mescolare fino a quando il composto è amalgamato e morbido. Prendete due teglie e ricoprirle di carta da forno, versarvi l'impasto e stenderlo bene.

Cuocere per 30 minuti in forno o fino a cottura dorata. Controllare ogni dieci minuti e muoveteli un po' affinché non attacchino. Estrarre dal forno, aggiungere le albicocche e lasciar raffreddare. Assicurati di controllare dopo ogni 10 minuti e dare un grande successo per evitare che si attacchino. Estrarli dal forno, aggiungere le albicocche e lasciar raffreddare.

Valori nutritivi per porzione: Kcal: 172 Proteine: 7g, Carboidrati: 8,5 g, Grassi: 14 g

32. Verdure in fuga

Ingredienti:

1 pomodoro

Una manciata di spinaci

1 tazza di acqua

1 cucchiaio di miele grezzo

Un pizzico di sale marino

1 piccolo cetriolo

Metà della papaia

Preparazione:

Sbucciare la papaya e togliere l'interno. Tritare la papaia a fette sottili. Tagliate il cetriolo con la pelle a fettine sottili. Aggiungere le fette di cetriolo, le fette di papaia, gli spinaci, il miele, il pomodoro ed il sale. Mescolare per circa 5 minuti e servire fresco.

Valori nutritivi per porzione: Kcal: 280 Proteine: 1.1g, carboidrati: 8.4g, Grassi: 28g

33. Funghi, pomodoro e sugo di cipolla

Ingredienti:

1 chilo di funghi

½ tazza di acqua

8 cipolle, tritate

4 pomodori tritati,

3 peperoncini rossi, tritati

1 cucchiaino di zenzero

2 peperoncini verdi, tritati

1 cucchiaino di aglio

2 cucchiai di olio d'oliva

Prezzemolo fresco

Sale e pepe a piacere

Preparazione:

In una padella antiaderente, scaldare l'olio d'oliva. Aggiungere la cipolla tritata e friggere per circa 3 minuti o fino a cottura. Aggiungere i funghi e friggere per 5 minuti.

Aggiungere i peperoncini e le spezie. Condire con sale e pepe. Mescolare per circa 4 minuti ancora e cospargere il prezzemolo.

Servire caldo.

Valori nutritivi per porzione: Kcal: 100 Proteine: 3.6g, Carboidrati: 24g, Grassi: 1,2 g

34.   Cucurbita con verdure

Ingredienti:

1 zucca cucurbita pelata

4 carote

4 cipolle tritate,

2 cucchiai di pasta all'aglio con zenzero

1 cucchiaino di pasta di cumino

coriandolo fresco tritato

6 tazze di brodo vegetale

1 cucchiaino di pepe

2 peperoncini verdi, tritati

2 cucchiai di olio d'oliva

1 cucchiaino di sale marino

Preparazione:

Tagliare tutte le verdure in pezzetti regolari al fine di ottenere un bel colpo d'occhio ed avere una cottura uniforme. In una padella, a fuoco lento, aggiungere l'olio e le verdure. Aggiungere i peperoncini, le paste aromatiche, condire con sale e pepe. Versare il brodo e mescolare bene. Coprire con il coperchio e abbassate il fuoco al minimo. Cuocere per circa 3 ore e servire caldo.

Valori nutritivi per porzione: Kcal: 103 Proteine: 4.3g, Carboidrati: 12g, Grassi: 6,3 g

35.   Pasta senza glutine pomodoro e funghi

Ingredienti:

1 tazza di pasta noodle alle zucchine

2 cucchiai di olio d'oliva

1 tazza di funghi champignon, tritati

4 cipolle, a dadini

4 pomodori tritati,

Sale quanto basta

Prezzemolo fresco

Preparazione:

Cuocere la pasta in acqua calda per circa 5-6 minuti. Una volta fatto, colare e mettere da parte per ora. In una padella antiaderente scaldare l'olio e friggere bene le cipolle. Versare i funghi e mescolate per 5 minuti. Aggiungere i pomodori e friggerli per 3 minuti. Aggiustare di sale e versare subito nel piatto. Aggiunta la miscela di funghi e pomodoro sulla pasta.

Guarnire con prezzemolo fresco.

Valori nutritivi per porzione: Kcal: 145 Proteine: 4.2g, Carboidrati: 31.4g, Grassi: 11.2g

36. Cavoletti di Bruxelles in salsa al cocco

Ingredienti:

1 kg di cavoletti di Bruxelles

coriandolo fresco

2 tazze di latte di cocco

4 cipolle tritate,

1 cucchiaio di olio d'oliva

Sale e pepe a piacere

½ tazza di pasta di anacardi

Preparazione:

In una padella scaldare l'olio d'oliva e aggiungervi le cipolle. Friggere per un minuto ed aggiungere i cavoletti di Bruxelles. Mescolare per circa 5 minuti e poi aggiungere la pasta di anacardi. Mescolare per 2 minuti e poi aggiungere il latte di cocco. Condire con sale e pepe. Controllare la consistenza del sugo e poi ridurre calore. Se si desidera renderlo cremoso, aggiungere più pasta di anacardi.

Guarnire con il coriandolo.

Valori nutritivi per porzione: Kcal: 762 Proteine: 19.3g, Carboidrati: 94.5g, Grassi: 35.9g

37. Ciambelle di zucca glassate

Ingredienti:

Ciambelle:

2 tazze di farina di mandorle

1 ½ cucchiaino di lievito in polvere

¼ tazza di latte

1 ½ cucchiaino di spezie per torta di zucca

½ cucchiaino di sale

¼ cucchiaino di bicarbonato di sodio

1 tazza di purea di zucca

4 cucchiai di nettare di agave

2 uova intere

¼ tazza di burro, ammorbidito

Glassatura:

2 cucchiai di acqua

¼ di tazza burro di mandorle, fuso

½ tazza di zucchero di canna Sucanat

1 cucchiaino di estratto di vaniglia

Preparazione:

Riscaldare il forno a 165 gradi. Su una teglia disporre la carta da forno e mettere da parte. Prendete una ciotola, unire la farina ed il nettare di agave. A poco a poco aggiungere il bicarbonato di sodio, il lievito, le spezie per torta di zucca e sale. Mescolare bene e poi versarvi in mezzo il latte. Rompere le uova nel composto e frullare il tutto con una frusta a mano. Aggiungere il burro ammorbidito ed in seguito la purea di zucca. Ora passare alla battitore elettrico e battere il composto fino a quando la miscela forma un sottile impasto appiccicoso. Trasferire la pasta su una superficie piana e stendetela bene. Ritagliarvi le ciambelle. Disporre le ciambelle sulla carta da forno e lasciate lievitare per 10 minuti. A questo punto posizionare il vassoio nel forno e cuocere per circa 10 minuti. nel frattempo, preparare la glassa, in una ciotola mescolare insieme lo zucchero di canna Sucanat con l'estratto di vaniglia. Aggiungere il burro fuso e l'acqua. Mescolare con una frusta fino a quando il composto diventa molto liscio.

Ora prendete le ciambelle dal forno e immergerle nella glassa.

Valori nutritivi per porzione: Kcal: 361 Proteine: 4.2g, Carboidrati: 39.5g, Grassi: 22g

38. Purea di Carote

Ingredienti:

3 tazze di latte di cocco

2 cucchiai di farina di cocco

1 cucchiaino di cannella

4 carote, affettate

2 cucchiai di burro di mandorle

6 cucchiai di miele grezzo

Preparazione:

Sciogliere il burro in una padella antiaderente e versavi le carote. Mescolare per circa 5 minuti ed aggiungere la cannella. Aggiungere il latte mescolando continuamente per 20 minuti. Mescolare la farina e il miele. Controllare il gusto e la consistenza, se vanno bene, togliere dal fuoco. Servire freddo.

Valori nutritivi per porzione: Kcal: 125 Proteine: 1.9g, Carboidrati: 18.7g, Grassi: 5,8 g

39.   Fagottini alle mele

Ingredienti:

1 cucchiaio di latte di mandorle

140 gr di pasta sfoglia surgelata senza glutine, scongelata

2 cucchiai di succo di limone

2 cucchiai di burro

4 mele

4 tazze di acqua

1 tazza di zucchero

1 cucchiaio di acqua

1 cucchiaino di cannella in polvere

1 tazza di zucchero di canna

1 cucchiaino di estratto di vaniglia

Preparazione:

Riscaldare il forno a 200 gradi. In una grande ciotola lasciare il limone in ammollo in 4 tazze di acqua e mettere da parte per ora. Sbucciare le mele e togliere il torsolo. tagliarle a pezzetti sottili e aggiungere dell'acqua. Colare bene e risciacquare. In una padella antiaderente, far sciogliere il burro. Aggiungere le fette di mela e mescolare per circa 2-3 minuti. Mettere il tutto nella padella e mescolate per circa 2 minuti. Togliere la padella dal fornello. In una superficie piana, dispiegare la pasta. Tagliarla in 4 quadrati. Riempire la metà degli impasti con il composto di mele. Ora prendere i bordi di ogni quadrato e piegarli verso il centro, dando una forma a triangolo. Una volta fatto con tutti, metterli su una teglia da forno. Cuocere in forno per circa 25 minuti nel forno preriscaldato.

Nel frattempo preparare la glassa mescolando insieme il latte con la vaniglia. Aggiungere lo zucchero.

Togliere dal forno i fagottini e spennellarne la superficie con la glassa.

Servire caldi o freddi.

Valori nutritivi per porzione: Kcal: 286 Proteine: 3.1g, Carboidrati: 35.8g, Grassi: 14.8g

40. Farinata uova e mandorle

Ingredienti:

1 tazza di farina di mandorle

4 cipolle tritate,

2 uova biologiche

2 peperoncini rossi, tritati

1 cucchiaino di pepe

Menta fresca

2 peperoncini verdi, tritati

1 cucchiaino di cumino

Sale quanto basta

Preparazione:

Riscaldare il forno a 175 gradi. In una ciotola, versare la farina di mandorle, le cipolle ed i peperoncini rossi. Sbattere le uova e mescolare fino ad ottenere un composto liscio. Cospargere di cumino, il pepe ed il sale. Mescolare bene. Mettere in una teglia imburrata e cuocere 10 minuti. Servire caldo.

Valori nutritivi per porzione: Kcal: 150 Proteine: 2g, carboidrati: 20 g, Grassi: 9g

41.   Riso alla curcuma

Ingredienti:

1 tazza e ½ di riso

2 tazze di brodo vegetale (a vostra scelta)

1 cucchiaino di curcuma in polvere

1 cipolla gialla a dadini

1 cucchiaio olio di extravergine di cocco

2 cm e mezzo di zenzero fresco tagliato a dadini

2 spicchi d'aglio tritati

½ cucchiaino di semi di cumino

Preparazione:

Versare l'olio in una padella a fuoco alto. Aggiungere la cipolla a soffriggere l'olio, fino a che non è completamente trasparente. Poi, aggiungere l'aglio e lo zenzero. Far rosolare per 4 minuti circa.

Unire il riso nella miscela. Versare i semi di cumino nel riso e farli soffriggere per circa 5 minuti.

Cospargere la curcuma. Mescolare il riso in modo che il colore e il sapore della curcuma si distribuisca uniformemente.

Prendere una pentola profonda e versare il brodo vegetale. Aggiungere il riso al brodo e portare ad ebollizione. Abbassate la fiamma e lasciare il riso a cuocere per altri 15 minuti circa. Assicurarsi che il brodo sia stato assorbito completamente.

Se il riso non è cotto perfettamente, è possibile aggiungere altro brodo e farlo bollire ancora un poco.

Valori nutritivi per porzione: Kcal: 145 Proteine: 2.7g, Carboidrati: 28.3g, Grassi: 2,1 g

42.   Riso vegetariano al couscous

Ingredienti:

1 tazza di riso, cotto

2 carote grandi

½ cucchiaino di rosmarino essiccato

10 olive verdi snocciolate,

1 cucchiaio di succo di limone

1 cucchiaio di succo d'arancia

1 cucchiaio di scorza d'arancia

4 cucchiai di olio d'oliva

½ cucchiaino di sale

Preparazione:

Lavare e sbucciare le carote. Tagliare a fettine sottili. Riscaldare 2 cucchiai di olio d'oliva in una padella a fuoco medio. Aggiungere le carote e cuocere, mescolando continuamente. Dovrebbe essere pronto dopo circa 10-15 minuti. Aggiungere il rosmarino, le olive ed il succo d'arancia. Mescolare bene. Continuare la cottura e mescolare di tanto in tanto.

Unire il succo di limone in 1 tazza di acqua. Aggiungere il composto in una pentola e mescolare con 2 cucchiai di olio d'oliva, la scorza di arancia ed il sale. Portare ad ebollizione ed aggiungere il riso. Togliere dal fuoco e lasciar riposare per circa 15 minuti.

Versare le due miscele in una grande ciotola e mescolate bene con un cucchiaio.

Valori nutritivi per porzione: Kcal: 220 Proteine: 6,6 g, carboidrati: 40.4g, Grassi: 4.3g

43. Avocado grigliato in salsa di curry

Ingredienti:

1 grande avocado, tritato

¼ di tazza di acqua

1 cucchiaio di curry macinato

2 cucchiai di olio d'oliva

1 cucchiaino di salsa di pomodoro

1 cucchiaino di prezzemolo tritato

¼ cucchiaino di pepe rosso

¼ di cucchiaino di sale marino

Preparazione:

Far scaldare l'olio d'oliva in una grande casseruola, ad una temperatura media. In una piccola ciotola, unire il curry macinato, la salsa di pomodoro, il prezzemolo tritato, il peperoncino ed sale marino. Aggiungere acqua e cuocere per circa 5 minuti, ad una media temperatura. Aggiungere l'avocado tritato, mescolate bene e far cuocere ancora per qualche minuto, fino a quando il liquido evapora.
Spegnere il fuoco e coprire. Lasciar riposare per circa 15-20 minuti prima di servire.

Valori nutritivi per porzione: Kcal: 229 Proteine: 4.9g, Carboidrati: 13.3g, Grassi: 20g

44. Verdure fritte con ricotta

Ingredienti:

½ tazza di ricotta

1 piccola cipolla

1 piccola carota

1 pomodoro piccolo

2 peperoni rossi medi

sale quanto basta

1 cucchiaio di olio d'oliva

Preparazione:

Lavare ed asciugare le verdure con una carta da cucina. Tagliarle a fette sottili o strisce. Fate scaldare l'olio d'oliva ad una temperatura media e friggere le verdure per circa 10 minuti, mescolando continuamente. Aggiungere il sale e mescolare bene. Far andare fino a quando le verdure si ammorbidiscono, quindi aggiungere la ricotta. Mescolare bene. Friggere per altri 2-3 minuti. Togliere dal fuoco e servire.

Valori nutritivi per porzione: Kcal: 130 Proteine: 8.4g, Carboidrati: 9,1 g, Grassi: 7.1g

45.   Crema di porri

Ingredienti:

2 tazze di porri tagliati

1 tazza di panna magra

½ tazza di ricotta

olio d'oliva

timo per decorare

sale e pepe rosso quanto basta

Preparazione:

Tagliare i porri a pezzetti e lavarli sotto l'acqua fredda, il giorno prima di servire. Lasciarli tutta la notte in un sacchetto di plastica.

Scaldare l'olio in una padella larga, ad una media temperatura. Aggiungere la ricotta e la panna e cuocere per circa 15 minuti. Aggiungere i porri, mescolare bene e friggere per altri 10 minuti a bassa temperatura. Togliere dal tegame e lasciar raffreddare. Decorare con foglie di timo. Aggiungere sale e pepe a piacere.

Valori nutritivi per porzione: Kcal: 151 Proteine: 7.4g, Carboidrati: 10.2g, Grassi: 9.7g

46. Casseruola di melanzane

Ingredienti:

2 grandi melanzane

1 tazza di formaggio gorgonzola, fuso

1 cipolla media

2 cucchiai di olio

¼ cucchiaino di pepe

2 piccoli pomodori

1 cucchiaio di prezzemolo secco

½ tazza di ricotta

3 cucchiai di mollica di grano saraceno

1 tazza di latte

½ tazza di panna

Preparazione:

Ungere la teglia con l'olio. Riscaldare il forno a 175 gradi. Sbucciare le melanzane e tagliarle a fettine sottili nel senso della lunghezza. Formare uno strato di fette di melanzana in una teglia. Sbucciare e tagliare la cipolla ed i pomodori a fettine sottili. Fare un altro strato nella teglia. Stendervi sopra il gorgonzola fuso.

Unire le briciole di grano saraceno con il latte, la ricotta, la panna, il prezzemolo ed il pepe in una ciotola capiente. Sbattere bene fino ad ottenere un impasto omogeneo. Versare il composto nella casseruola e cuocere per circa 20 minuti.

Tagliare in 6 pezzi uguali e servire.

Valori nutritivi per porzione: Kcal: 200 Proteine: 4g, carboidrati: 15,5 g, Grassi: 14.8g

47.   Burrito vegetariano

Ingredienti:

1 tazza di riso, cotto

1 patata dolce, cotta e tagliato a dadini

1 tazza di ricotta

½ tazza di cipolla tritata

1 cucchiaino di paprika

1 cucchiaino di peperoncino in polvere

6 tortillas di grano intero senza glutine

Preparazione:

Combinare i cubetti di patate dolci con pepe rosso macinato, la polvere di peperoncino e la cipolla in una padella. Mescolare bene per 15 minuti ad una temperatura bassa. Togliere dal fuoco.

Mescolare la ricotta con il riso cotto in un frullatore. Mescolare bene per circa 30 secondi. Aggiungere il composto di ricotta alla patata dolce. Dividere il composto in 6 parti uguali e distribuire sulle tortillas. Avvolgere e servire.

Valori nutritivi per porzione: Kcal: 461 Proteine: 24.1g, Carboidrati: 130g, Grassi: 19.1g

ALTRI TITOLI DELLO STESSO AUTORE

70 ricette efficaci per prevenire e risolvere i vostri problemi di sovrappeso: bruciate velocemente le calorie con una dieta appropriata ed una alimentazione intelligente

di

Joe Correa CSN

48 ricette per risolvere i problemi di acne: un modo veloce e naturale per porre fine ai vostri problemi di acne in meno di 10 giorni!

di

Joe Correa CSN

41 ricette per prevenire l'Alzheimer: riducete o eliminate il vostro stato di Alzheimer in 30 giorni o meno!

di

Joe Correa CSN